风湿免疫病健康管理科普书系

御风集

3 类风湿关节炎篇

古洁若 主编

广州和硕信息技术有限公司 编

献给病友、病友家属、照护人员

暨南大学出版社
JINAN UNIVERSITY PRESS

中国·广州

图书在版编目（CIP）数据

御风集：全三册 / 古洁若主编；广州和硕信息技术有限公司编．—广州：暨南大学出版社，2019.6

（风湿免疫病健康管理科普书系）

ISBN 978－7－5668－2664－0

Ⅰ.①御… Ⅱ.①古… ②广… Ⅲ.①风湿性疾病—防治 Ⅳ.①R593.2

中国版本图书馆 CIP 数据核字（2019）第 113780 号

御风集（第三册）

YU FENG JI（DISANCE）

主编：古洁若　编者：广州和硕信息技术有限公司

出 版 人：徐义雄

责任编辑：古碧卡　姚晓莉

责任校对：苏　洁　林　琼

责任印制：汤慧君　周一丹

出版发行：暨南大学出版社（510630）

电　　话：总编室（8620）85221601

营销部（8620）85225284　85228291　85228292（邮购）

传　　真：（8620）85221583（办公室）　85223774（营销部）

网　　址：http：//www.jnupress.com

排　　版：广州尚文数码科技有限公司

印　　刷：佛山市浩文彩色印刷有限公司

开　　本：787mm×1092mm　1/16

印　　张：7.25

字　　数：114 千

版　　次：2019 年 6 月第 1 版

印　　次：2019 年 6 月第 1 次

总 定 价：68.00 元（全三册）

（暨大版图书如有印装质量问题，请与出版社总编室联系调换）

编委会

前　言

医务工作者肩负着将以“病人为中心”的医疗工作拓展至以“健康为中心”的责任，这过程中的科普教育是机遇和挑战并存的新任务，也是我们从医病至医身心的升华中必不可少的技能。作为一名风湿免疫学专业的医师，面对现实中普遍存在的缺医少药和严重的延误诊治现象，我们该如何做好专业医学知识的科普教育？探索的冲动促使我们编写了风湿免疫病健康管理科普书系。

风湿免疫病是一类常见和容易造成残疾、严重影响工作和生活的疾病，至今能达到病情稳定或达标治疗状态的人数比例仍然相当低。这与人们对风湿免疫病的知识缺乏有重要的关系。尤其在日常工作中，病友们在和医生沟通时表现出对疾病的一知半解，规范诊治的依从性或疾病的自我管理依旧有较多的欠缺。他们的家属、朋友更加缺乏疾病知识，也不知道如何去提供合适的帮助，在此，我们奉献出《御风集》，目的是把风湿免疫病的基本知识更大范围地传递给更多有需要的病友及其亲属们。

《御风集》通过简单易懂的文字和图片，介绍常见的风湿免疫病：强直性脊柱炎、痛风 / 高尿酸血症、类风湿关节炎，内容均是病友们最关切的问题，我们的解答基于医学和科学研究证据，查阅了多种不同的诊治或护理资料，分别从疾病病因、危险因素、诊断、治疗、自我评估、自我管理等多个方面展开。希望病人通过阅读书中内容，能对疾病的基本知识有更多的了解，从而更好地与医生沟通，做好自我管理，提高疾病的治疗水平。

因为篇幅有限，书中所涉及的疾病知识仍未涵盖全面，我们也将陆续编写系列丛书，病友们也可以访问我们的网站（www.phcn.gz.cn）进行更多的交流和学习。

本书能够顺利出版，得益于我的团队医务人员，学生，关心帮助我们的病友、家属们，以及医药学界朋友们的热情鼓励和帮助，在此表示衷心感谢。

中山大学附属第三医院风湿免疫科　古洁若

2019 年 5 月 16 日

目　录

第一章　什么是类风湿关节炎

一、什么是关节

关节为骨与骨相对的骨面之间的腔隙，腔内含有少量滑液，它的活动幅度较大，每个关节都由关节面、关节囊、关节腔组成。关节面是两个以上相邻骨的接触面，一个略凸，叫关节头，另一个略凹，叫关节窝。关节面上覆盖着一层光滑的软骨，可减少运动时的摩擦，软骨具有弹性，能减缓运动时的震动和冲击。关节囊是一种很坚韧的结缔组织，牢固地连接相邻两骨。关节囊外层是纤维层，内层为滑膜层，滑膜层可分泌滑液，减少运动时的摩擦。关节腔是关节软骨和关节囊围成的狭窄间隙，正常时只含有少许滑液。人体之所以能够活动自如，就是因为骨关节的独特结构。

二、什么是关节炎

关节炎（Arthritis）泛指发生在人体关节及其周围组织，由炎症、自身免疫反应、感染、代谢紊乱、创伤、退行性病变等因素或其他因素引起的炎性疾病，根据病因可将关节炎分为风湿性、类风湿性、外伤性、骨性及化脓性关节炎等，再细分可分为数十种，其临床表现为关节的红、肿、热、痛、功能障碍及关节畸形，严重者可导致关节残疾，影响患者生活质量。

很多因素可引起关节炎性病变，临床常见的关节炎主要有以下几种：

1. 骨关节炎

骨关节炎又称为退行性关节病、骨关节病。骨质增生，与人体的衰老密切相关，很多老人都可能伴有骨质增生，自然而然易得骨关节炎。有数据显示，45 岁以下人群骨关节炎患病率仅为 2%，而 65 岁以上人群患病率高达 68%。

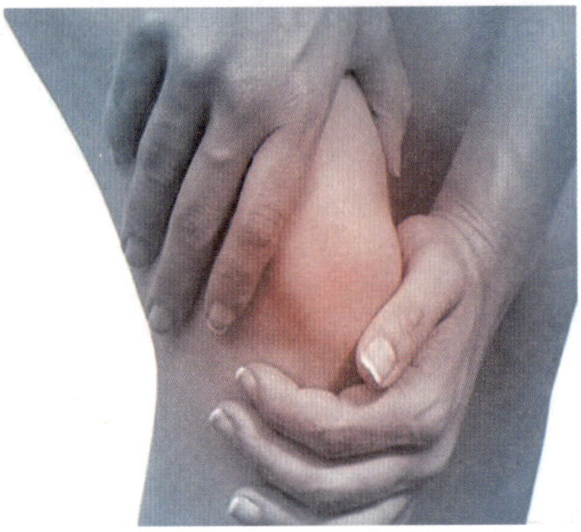

图 1-1　骨关节炎：膝和远端指间关节常见

2. 类风湿关节炎

该关节炎常表现为小关节（手指关节、腕关节等）疼痛，同时发病关节具有对称性。类风湿关节炎约 80% 发于 35 ~ 50 岁之间的患者。因其发病与遗传、环境、感染、免疫有着较为复杂的关系，目前临床尚无法根治，只能通过药物治疗控制病情，维持关节功能，预防残疾。

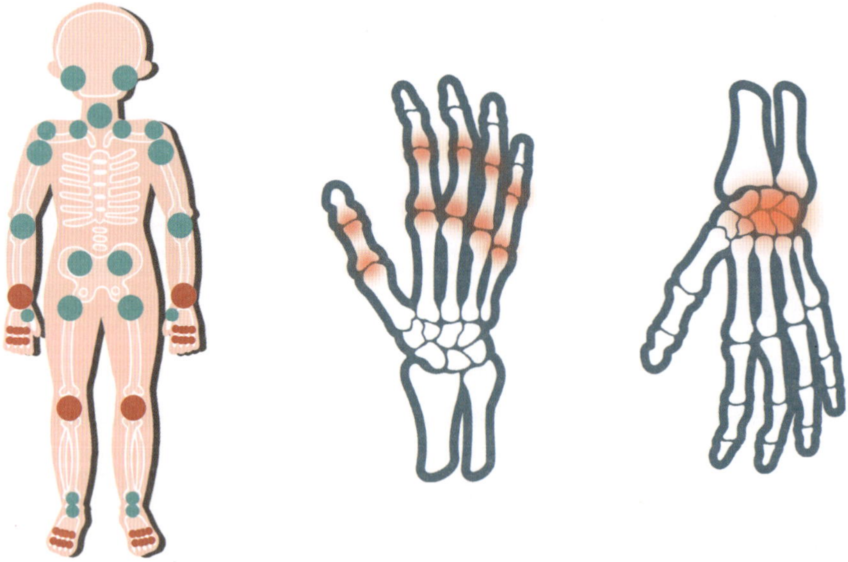

图 1-2　类风湿关节炎好发部位：外周小关节

3. 强直性脊柱炎

该病多表现为脊柱、骶髂关节等中轴关节病变。目前病因不明，普遍认为是遗传因素、环境因素相互作用所致。该病多发于男性，多在 40 岁以前发病，严重者可导致脊柱和关节畸形，甚至残疾，从而影响患者日常生活。

4. 反应性关节炎

反应性关节炎是因肠道系统、泌尿系统等关节外感染因子触发的炎症性关节病变。因此降低感染发生率、提高免疫力对该病防治有一定作用。

5. 痛风性关节炎

该病是因尿酸盐结晶沉积引起的关节炎。多为急性单侧关节炎发病，主要症状是脚部大脚趾突然红肿、疼痛，痛时“痛不欲生”，病程可持续约一周，其后缓解，像一阵风一样过去，因而叫“痛风”，极易复发。

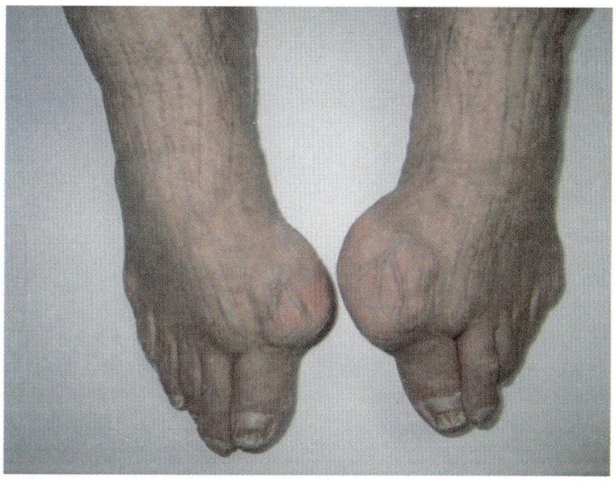

图 1-3 痛风：大足趾关节炎常见

三、什么是类风湿关节炎

类风湿关节炎（Rheumatoid Arthritis，RA）简称“类风关”，属于风湿免疫科常见疾病，是一类以累及周围关节为主的系统性炎症性自身免疫病，其病因暂未完全明确，可能与遗传、环境、感染、内分泌等多重因素有关，抽烟、寒冷、外伤等都是其诱因。该病可发生于任何年龄，35 ~ 50 岁的患者约占 80%，60 岁以上的患者比重大于 30 岁以下患者。该病初期表现为：乏力、食欲缺乏、体重下降、低热及手足麻木，典型临床表现主要为全身对称性的多关节炎、小关节炎。

要注意的是，类风湿关节炎和民间常说的“风湿性关节炎”是不同的，后者泛指其他风湿病引起的关节炎，例如系统性红斑狼疮引起的关节炎、骨关节炎、痛风性关节炎，等等。

四、为什么会患上类风湿关节炎

类风湿关节炎的病因目前仍不完全清楚，但许多研究提示环境和遗传因素的综合作用导致发病，这两者都是发病的必要条件，单独一项可能均不足以导致疾病发生。双胞胎共同发生类风湿关节炎的概率是 12% ~ 15%，远高于普通人群的发病率 1%，所以遗传（基因）对类风湿关节炎的发病具有重要作用。环境因素，特别是吸烟、病原体（病毒和支原体等）感染等也能诱发类风湿关节炎。目前认为类风湿关节炎的发病中遗传因素占 60% ~ 70%，环境因素约占 30%。

第二章　类风湿关节炎有哪些症状表现

类风湿关节炎是一种主要累及手足小关节的对称性关节炎。多为慢性起病，少数患者为急性发病，在数天内出现典型症状。类风湿关节炎的症状包括关节表现和关节外表现。

一、关节表现

1. 晨僵

患者在晨起或久坐后关节出现较长时间僵硬，一般持续至少半小时以上，如胶黏着的感觉，在适当活动后逐渐减轻。晨僵时间和关节炎症程度成正比，可以此评价类风湿关节炎的严重程度。要注意的是晨僵现象并非类风湿关节炎所特有（骨关节炎等也会出现晨僵），但类风湿关节炎的晨僵现象最为突出。

2. 关节痛和压痛

最常出现关节痛的部位是腕关节、掌指关节、近端指间关节，其次是膝关节、踝关节、肩关节等。关节痛呈对称性、持续性，伴有压痛，长时间活动后加重。在天气变化和阴雨天气时往往加重。

3. 关节肿胀

关节痛部位常常表现为“梭形”肿胀，即关节像一个两头尖、中间宽的“梭子”，出现肿胀的原因是关节内积液、滑膜组织增生和软组织水肿。

4. 关节畸形

晚期病人因为关节破坏、肌肉萎缩和痉挛而关节变形，最常见的是“天鹅颈”和“纽扣花”样畸形以及腕关节、肘关节强直。

5. 关节功能障碍

关节肿痛和畸形都可引起关节活动障碍。美国风湿病学会将关节功能障碍的程度分为 4 个等级：Ⅰ级：能正常进行日常生活和工作；Ⅱ级：可以进行一般的日常生活和某种职业工作，但参与其他活动项目的能力受限；Ⅲ级：可以进行一般的日常生活和某种职业工作，但参与某些职业工作或其他活动项目的能力受限；Ⅳ级：日常生活自理能力和工作能力均受限。

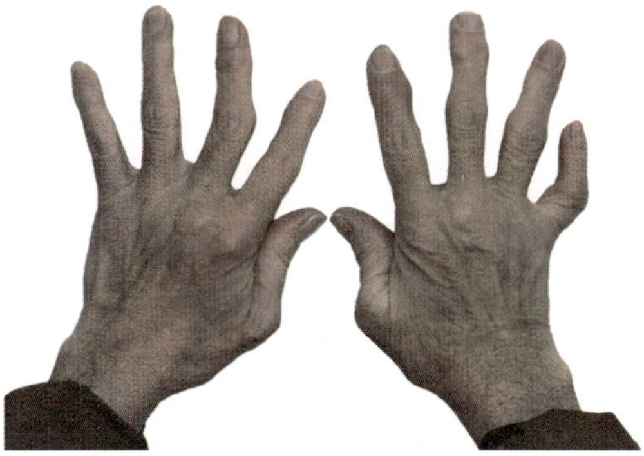

图 2–1　手

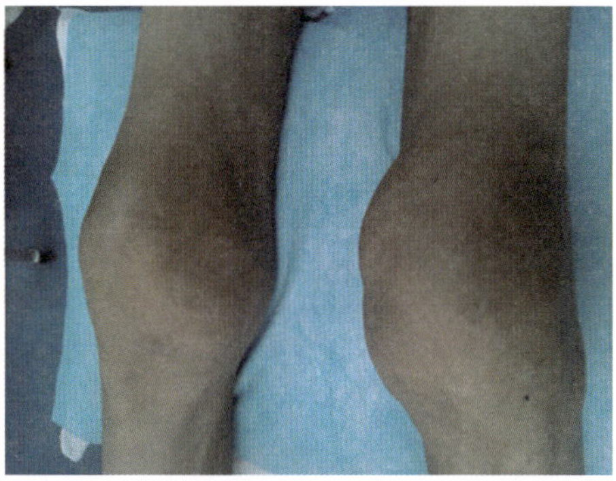

图 2–2　膝关节肿胀（梭形肿胀）

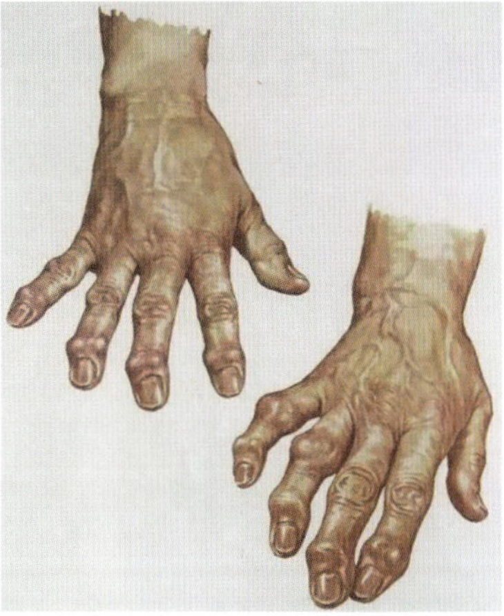

图 2–3　关节畸形（纽扣花样）

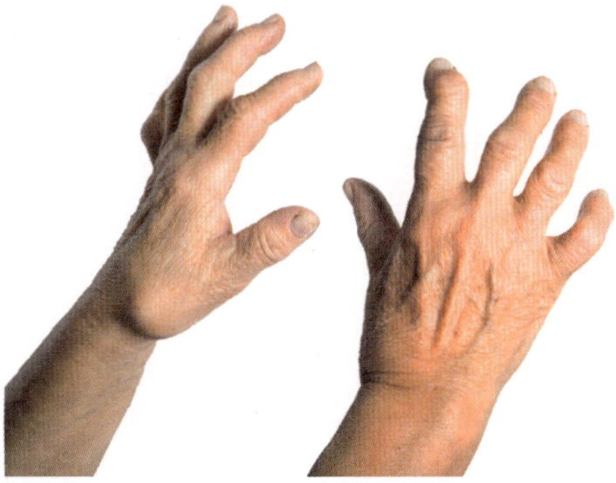

图 2–4　天鹅颈样

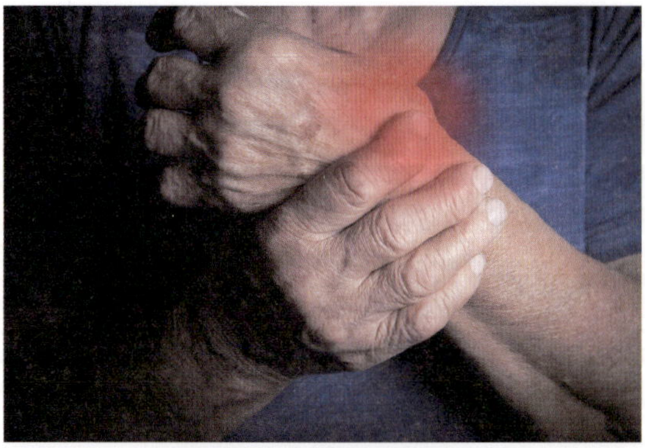

图 2–5　腕关节强直

二、关节外表现

1. 类风湿结节

30% ~ 40% 的患者可能出现类风湿结节，结节可为单个或多个，质硬如橡皮样，无触痛或仅轻微触痛，常对称出现于肘关节皮下、膝关节上下及四肢肌腱部。另外患者的内脏也可能出现结节，包括心、肺、胸膜和眼等。类风湿结节的出现提示病情活动，治疗应更为积极。

2. 类风湿血管炎

不多见，但病程长、病情控制不佳的患者可能出现，表现为皮肤的紫癜、瘀点、肢端坏疽、溃疡等。

3. 血液系统

患者常出现贫血，且贫血程度和关节炎症程度相关，炎症控制后贫血也改善。有些患者除贫血外还出现脾大、中性粒细胞减少或血小板减少等症状。

4. 内脏系统

心脏最多见心包炎，也可出现非特异性瓣膜肌炎；肺脏受累表现为肺间质病变，患者出现活动后气短和肺纤维化，少部分患者出现胸膜炎和肺结节（类风湿结节）；眼部可能继发干眼症或干燥综合征，合并口干、淋巴结肿大时需到五官科就诊。

5. 神经系统

患者常出现神经受压，例如正中神经在腕关节处受压导致腕管综合征，胫后神经在踝关节处受压可出现跗管综合征。类风湿关节炎继发血管炎可以导致手足麻木或多发性单神经炎，均需要更积极的治疗。另外颈椎受累还可以出现脊髓病变。

总之，类风湿关节炎的典型症状表现为全身对称性的多关节肿痛，小关节受累更多见，部分患者除了关节外，皮肤、血液、内脏和神经系统也会发生病变，需要更为积极的治疗。

第三章 类风湿关节炎的疾病进程和并发症

一、类风湿关节炎的病程进展

类风湿关节炎是一种慢性进展的疾病，最大的病理损害是在滑膜成纤维细胞发挥关键作用情况下形成的滑膜炎。急性期滑膜炎表现为渗出性和细胞浸润性滑膜炎。滑膜下层血管扩张，血管内皮细胞肿胀、细胞间隙增大，间质有水肿和中性粒细胞浸润，此期肿胀明显。大量T细胞活化，滑膜巨噬细胞也被活化，释放大量细胞因子，如TNF-α、IL-1、IL-6、IL-8等，促使滑膜炎症进入慢性期，滑膜变得肥厚，形成许多绒毛样突起，突向关节腔内或侵入软骨和软骨下骨质，活化的滑膜成纤维细胞释放大量胶原酶、基质金属蛋白酶等，破坏软骨及骨质。这种绒毛样突起在显微镜下呈现为滑膜细胞层由正常的1~3层增生至5~10层或更多。滑膜下层有大量淋巴细胞浸润，主要是$CD4^+$T细胞，还有B细胞和浆细胞，另外还出现新生血管和大量的滑膜成纤维细胞。大量增生的滑膜细胞、滑膜成纤维细胞组成滑膜细胞层，其下为大量增厚的滑膜下层，内有大量淋巴细胞的病理组织，又名血管翳，有很强的破坏性，是造成关节破坏、畸形、功能障碍的病理基础。

类风湿关节炎的疾病进展主要包括炎症、影像学、功能三大方面，其初发多表现为关节炎症，关节肿痛、触痛或压痛，如不及时治疗会进一步发展为影像学改变，即软骨破坏、骨侵蚀，最终表现为活动受限，甚至关节畸形、残疾，使得活动功能受限。

自起病后，类风湿关节炎一般按照以下三种类型发展：

1. 进展型

这种情况最为常见，约占66.7%，自起病后，没有明显的自发缓解期。通过治疗病情可出现好转，但停止治疗后又会复发，如遇到下雨天或湿气重的天气，关节炎便会加剧。这类病程通常需要长期的治疗，疾病最终的结局为丧失活动能力，甚至残疾。但如果早期积极治疗可将疾病控制稳定，避免或减少关节受损。

2. 间歇型

起病比较缓慢，只有少数的关节受损，一般无须治疗，常可自行缓解。但是如果未经治疗，复发可使受累关节增加。

3. 长期临床缓解型

该类患者通常起病较急，但缓解期比较长，通常为几十年，在缓解过程中，血沉指标通常也比较高，其他反应活动性的指标一般也异常。

改善病情，缓解症状和体征，恢复（或至少显著改善）身体功能损伤、生活质量及社交和工作能力，抑制骨和软骨的结构性损伤是 RA 的治疗目标，不能满足于一时的止痛，更要强调保护关节、骨质，谨防关节破坏和残疾。

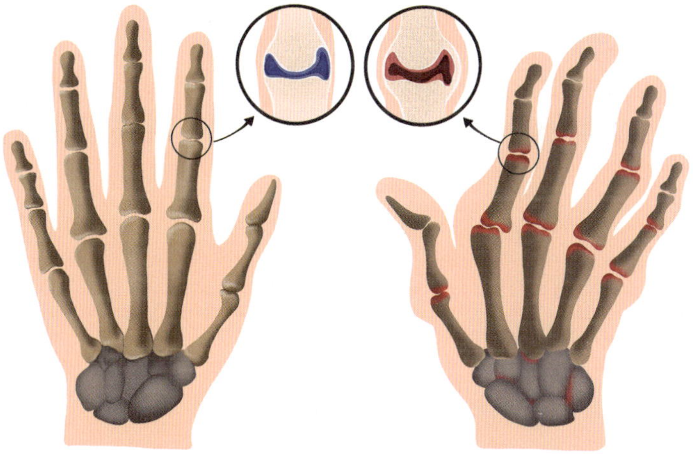

图 3–1　正常关节和类风湿关节炎关节

二、类风湿关节炎的并发症

类风湿关节炎可并发肺部疾病、心血管疾病、代谢疾病、恶性肿瘤及抑郁症等。流行病学调查结果显示，RA 的全球患病率为 0.5% ~ 1%，在我国 RA 的患病率为 0.2% ~ 0.4%。按照我国人口计算，总患病人数在 500 万人以上，其中以女性居多，我国患者男女性别比例约为 1 ： 4。同时，随着病程的延长，其致残率和功能受限的发生率不断攀升，未经治疗的患者 5 年内的致残率高达

75%。RA 严重影响患者身心健康、生活质量和工作质量，并给个人、家庭和社会带来直接及间接的巨大负担。总的来说，类风湿关节炎并发症的数量和严重程度，随疾病的持续时间和严重程度的变化而变化，这也是类风湿关节炎患者死亡率增高的原因。

类风湿关节炎的合并症及并发症发生率较高，男性高于女性，其中心血管系统疾病最多，以高血压最为常见。国外研究也表明类风湿关节炎患者可以合并包括心血管系统、呼吸系统和血液系统在内的疾病。类风湿关节炎患者高血压的发生率比普通人群高，且随着年龄增大、体重增加、病程延长，合并症和并发症也逐渐增多。影响高血压并发症的因素有年龄、体重和血脂等。另外，类风湿的治疗药物对心血管系统也有影响，其中甲氨蝶呤和肿瘤坏死因子拮抗剂可能改善心血管疾病，而糖皮质激素和 NSAIDs 可能增加患心血管疾病的风险，一些慢作用药物也有致血压升高的风险。患者还易于发生骨质疏松，这与关节炎症导致骨破坏和糖皮质激素的使用相关。

另外，合并症发生率最高的是血液系统疾病，其中血小板增高最为常见，其次是贫血。患者血小板明显增高提示病情活动，经抗风湿治疗后可以显著下降。对于贫血，主要考虑两个方面原因：首先，类风湿关节炎是一种慢性、进行性、消耗性疾病，疾病本身可以出现贫血；其次，部分患者不恰当使用激素、非甾体抗炎药、部分中药及抗风湿慢作用药等，易发生消化道病变，导致失血，铁和维生素 B_{12} 等造血物质吸收障碍。

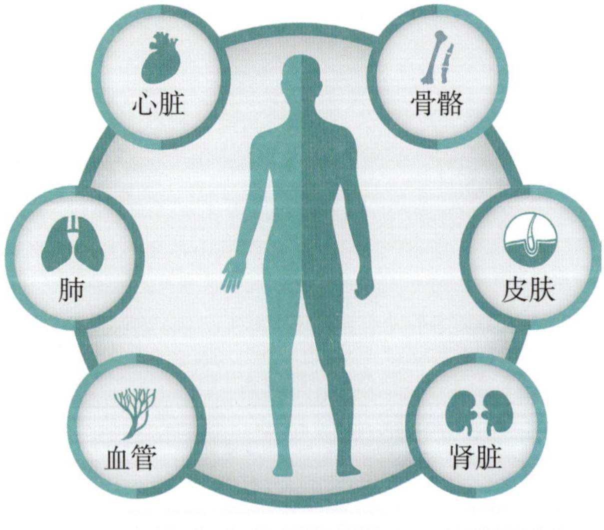

图 3-2　类风湿关节炎的并发症：多脏器损害

三、类风湿关节炎的预后

类风湿关节炎患者的预期寿命低于普通人群，其中男性寿命平均缩短约 7 年，女性缩短约 3 年。死亡率增高的主要原因是感染、肾病、呼吸衰竭和心血管病。超声检查显示类风湿关节炎患者的颈总动脉壁和股动脉壁比健康对照组厚，这与类风湿的严重性和病程有关。因此，一些心血管功能不良的患者可以在饮食中补充脂肪酸，尽早使用调脂药物，积极减轻体重并戒烟。

类风湿关节炎的死亡原因除了心血管病变外，多与关节外并发症以及治疗药物副作用有关。患者死亡概率直接与并发症的严重性相关。严格控制炎症可以降低心血管和脑血管疾病的发生率，从而延长寿命。使用甲氨蝶呤可以降低患者的死亡率，生物制剂则可以提高患者生存率。

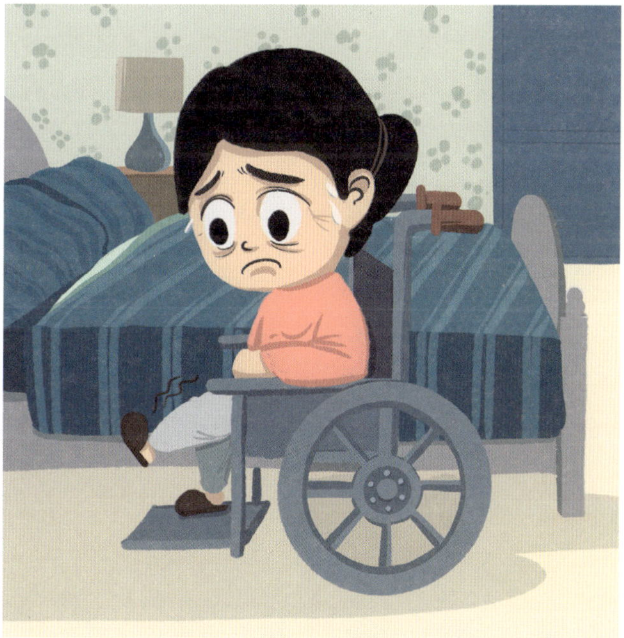

图 3-3　类风湿关节炎可致残疾，影响生活和工作

第四章 怎么确定自己患有类风湿关节炎

一、什么情况应到医院求诊检查

如果出现关节疼痛，尤其小关节——手指或手腕、膝盖对称性（左右两边都有）、长期持续疼痛，下雨天疼痛加剧，或关节周围组织出现肿胀，或者关节僵硬，行动不便，请及时前往正规医院风湿免疫科进一步就诊。

二、如何就诊，看哪些医生呢

就诊科室：风湿免疫科。

类风湿关节炎是一种慢性进展疾病，需要长期治疗。其疾病进展主要包括炎症、影像学、功能三大方面，因此“达标治疗”（Treat-to-target，T2T）是 RA 治疗的首要目标。要改善病情、缓解症状和体征，抑制骨和软骨的结构性损伤，恢复（或至少显著改善）身体功能损伤，提高生活质量及社交和工作能力，这一切目标的实现，都离不开临床风湿免疫科专业医师的规范化治疗。

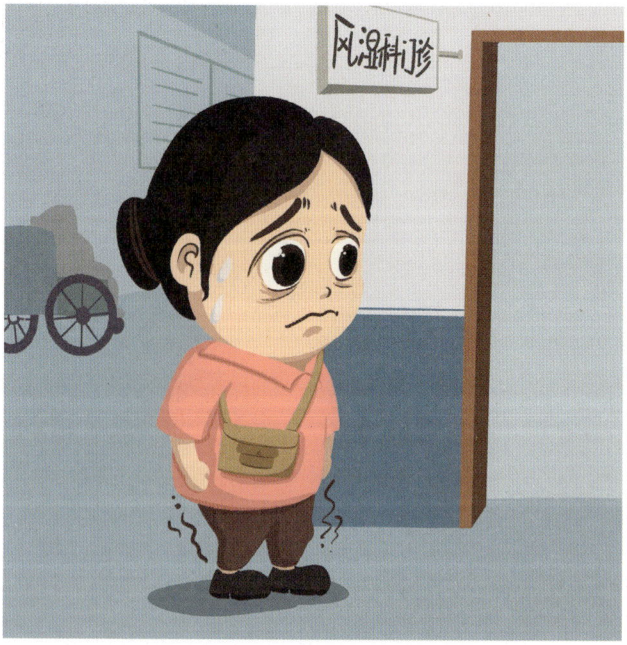

图 4-1 就诊于风湿免疫科

三、类风湿关节炎确诊需要做哪些检查

在诊断是否患有类风湿关节炎时，患者需要进行一系列的实验室化验和影像学检查，前者主要包括血细胞、炎症指标、自身抗体等指标，后者包括关节 X 线、B 超、MRI（核磁共振）或 CT。

1. 实验室化验

（1）血液学改变：如前所述，类风湿关节炎患者常出现轻至中度贫血，且贫血程度常与病情活动程度相关。活动期病人血小板数目可增高，但白细胞及分类多正常，免疫球蛋白升高，血清补体正常或轻度升高。少数患者合并血管炎，补体可降低。

（2）炎症标志物：红细胞沉降率（ESR）和 C 反应蛋白（CRP）不仅可为诊断提供帮助，也是反映病情活动度的主要指标，病情缓解时可降至正常。

（3）自身抗体：

①类风湿因子（RF）：这是类风湿关节炎患者血清中的一类自身抗体。其分为三个亚型，分别是 IgG 型、IgM 型和 IgA 型。在临床检验中主要检测的是 IgM 型 RF，患者中存在该抗体的比例为 75% ~ 80%，所以该抗体对诊断的价值较高。

②抗瓜氨酸化蛋白抗体（ACPA）：这是一类针对含有瓜氨酸化表位自身抗原的抗体统称，包括了抗核周因子抗体（APF）、抗角蛋白抗体（AKA）、抗聚丝蛋白抗体（AFA）、抗环瓜氨酸多肽抗体（CCP）和抗突变型瓜氨酸化波形蛋白抗体（MCV）。目前在临床中主要检验的是 CCP 抗体，其对诊断的帮助很大，约 75% 的类风湿关节炎患者血液中存在该抗体。

虽然上述两种抗体均有助于诊断，但并非所有患者都存在这两种抗体或其中之一。临床上 10% ~ 20% 的类风湿关节炎患者不存在这两种抗体，被称为“血清学阴性的类风湿关节炎”。即使存在这两种抗体，也不一定是类风湿关节炎，尤其是 RF 也可出现在老年人、慢性感染、其他自身免疫性疾病患者中，甚至是健康人中也有少数（1% ~ 5%）为阳性，但 CCP 抗体为阳性则需要高度警惕可能是类风湿关节炎。

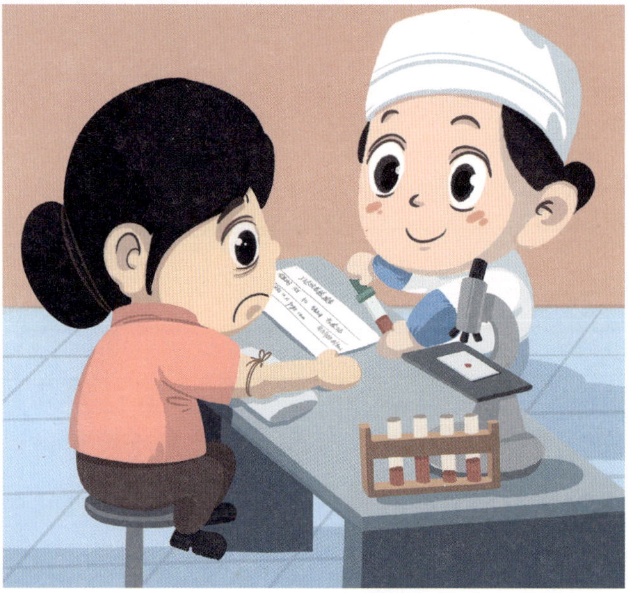

图 4-2　实验室抽血化验

2. 影像学检查

（1）X 线检查：X 线检查是确定类风湿关节炎诊断的传统手段，双手、双腕以及其他病变关节的 X 线摄片对诊断、关节病变分期、病情变化的监测均很重要。该病 X 线的变化分为 4 期：Ⅰ期，关节周围软组织肿胀，关节附近骨质疏松；Ⅱ期，关节间隙变窄；Ⅲ期，关节面出现虫蚀样破坏；Ⅳ期，关节半脱位，关节破坏后出现纤维性和骨性强直。

（2）MRI 检查：X 线片扫描存在一定的局限性，不利于早期诊断和准确的病情评估。MRI 分辨率高，能够对患者进行多方位扫描；MRI 具有高灵敏性和特异性，能够通过获得电磁信号，重建人体的关节信息，增强检测能力，准确清晰地提示患者炎性滑膜的疾病发展情况。MRI 对于早期类风湿性关节炎的诊断帮助很大。

（3）超声检查：新型影像技术在 RA 诊断和评估中的应用越来越广。X 线、MRI、肌肉骨骼超声等均是 RA 检查所用方法，但是 X 线检查特异性不高，而 MRI 检查费用较高。肌肉骨骼超声分辨率高，操作简便，还具有可重复性和安全等优点，对 RA 诊断特异性较高。肌肉骨骼超声检查可在无临床症状表现的关节中发现潜在滑膜炎，其诊断价值与 MRI 检查相近。除了帮助诊断之外，超声探查的关节内血流信号和滑膜厚度还有助于分析病情的活动度。

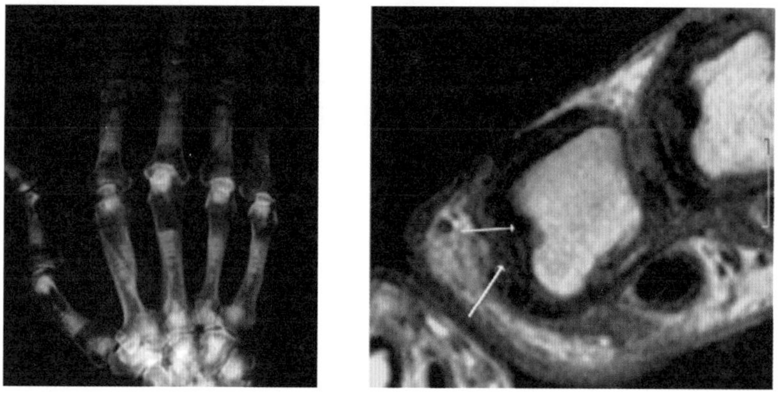

图 4-3 类风湿关节炎的关节破坏影像

需要指出的是，虽然实验室和影像学检查均有助于确立诊断，但我们不能单凭某一项检查而确定类风湿关节炎的诊断。如前文所述，类风湿因子阳性不一定就是类风湿关节炎，而 MRI 发现的骨侵蚀和破坏也能见于其他风湿病，例如痛风和骨关节炎。所以，类风湿关节炎的诊断应该是基于临床症状、体格检查、实验室化验、影像学检查的综合判断。当怀疑自己患有类风湿关节炎时，一定要及早去风湿科门诊就诊，遵循风湿科医师的指导进行检查和治疗。

第五章　如何了解自己的病情发展到何种程度

一旦确诊之后类风湿关节炎将伴随患者走过很长的岁月。那么，如何评估自己的类风湿关节炎发展到何种程度？哪些症状提示当前的治疗方案已经不能控制病情？每个类风湿关节炎患者在就诊过程中都会产生上述问题。所以，类风湿关节炎患者要学会评估自己的病情。

在临床实践中，我们制定了许多评估类风湿关节炎疾病活动度的标准和量表，如 ACR 标准、EULAR 标准（即 DAS 评分）、临床疾病活动度评分（包括 CDAI 和 SDAI）、HAQ 和 SF-36 评估量表等。这些评估方法主要围绕患者的疼痛评分、疲劳程度、晨僵持续时间、关节疼痛和肿胀数目、炎性指标（如 E-SR、CRP）等方面进行。患者只要掌握上述项目的评估方法，自然对自己的病情心中有数。

1. 关节疼痛评分

常用的疼痛评分法为视觉模拟评分法（VAS 法），即让患者对自己目前的疼痛状态进行评分，评分尺度为 0 ~ 10 分，0 分为无痛，10 分为不能忍受的剧痛。一般认为 1 ~ 3 分为轻微的可忍受的疼痛；4 ~ 6 分，疼痛影响睡眠，尚能忍受；7 ~ 10 分，有渐强烈的疼痛，影响食欲和睡眠，不能忍受。类风湿关节炎患者关节疼痛明显时，通常表明疾病处于活动状态。

2. 晨僵时间

晨僵指患者清晨醒来，感觉关节及周围肌肉发紧、僵硬、活动不灵活。有晨僵的患者握不紧拳，甚至不能完成扣纽扣、梳头、刷牙等简单日常活动。患者需要慢慢活动后，关节的僵硬绷紧感才得以缓解。晨僵时间指患者清醒后出现关节晨僵至缓解这段时间，通常以“分钟”计算。晨僵持续时间的长短与疾病活动度有关。

3. 关节疼痛和肿胀数目

类风湿关节炎经常累及的关节有近端指间关节、掌指关节、腕关节、肘关节、肩关节、膝关节和踝关节等。患者可以观察自己的关节是否有肿胀，特别是近端指间关节呈梭形肿胀，是类风湿关节炎的特点。患者可使用对侧拇指和食指按压要检查的关节，判断是否存在疼痛，按压力度以按压手指指甲前 1/3 变白为宜。关节疼痛和肿胀数目越多，疾病活动度越高。

4. 炎性标志物

通常将红细胞沉降率（ESR）和 C 反应蛋白（CRP）作为炎性标志物，测量患者体内炎症程度。炎性标志物升高，表明体内处于高炎症状态。但是需注意，急性感染、应激状态等也会引起炎性标志物升高。炎性标志物正常不能排除疾病活动，还需要结合患者的症状、体征及其他检查来进行评估。部分患者只有 ESR 升高，而 CRP 正常，或反过来，所以初次检测时，最好同时检测两种标志物。

那么，多少个关节疼痛、肿胀表明疾病活动？炎性标志物多高提示病情复发？如果查血发现炎性指标升高，关节肿痛却不明显，这时候又该如何判断自己的病情？在这里介绍一种简单易行的综合评分方法——DAS28 评分。DAS28 评分内容包括关节疼痛数目、关节肿胀数目、近 7 天内患者整体状况的评估、ESR/CRP。因为这个评分方法主要评估的是 28 个关节（双侧近端指间关节 10 个、掌指关节 10 个、腕关节 2 个、肘关节 2 个、肩关节 2 个、膝关节 2 个）中疼痛或肿胀的数目，所以简称 DAS28 评分。7 天内评估患者整体状况的评估方法与关节疼痛 VAS 评分类似，患者在 0 ~ 10 分之间评估自己 7 天来的整体疾病状况。DAS28 评分计算公式复杂，但是现在网上有许多网页或手机 App 提供计算器，患者填好相应数值，即可得出目前疾病活动度。DAS28 评分＜ 2.6 分表明疾病缓解；2.6 分≤ DAS28 评分＜ 3.2 分表明疾病处于低活动状态；3.2 分≤ DAS28 评分≤ 5.1 分表明疾病中度活动；＞ 5.1 分表明疾病高度活动。

类风湿关节炎和高血压、糖尿病等疾病一样，是一种慢性疾病，患者学会自我疾病管理非常重要。但是目前多数患者对疾病认识不足，长期治疗依从性差，直接影响疾病疗效和预后。我们建议患者参加病友会、病友圈等组织，通过病友之间的经验交流、疾病专题讲座、疾病康复训练等，患者可以学到疾病基础理论、病情评估、治疗进展、康复方法等多方面的知识，从而更好地管理疾病，增强战胜疾病的信心。

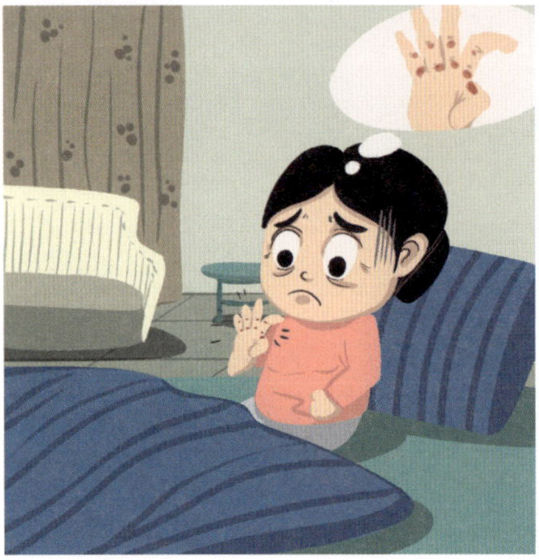

图 5-1　在家中数自己的疼痛和肿胀关节数目

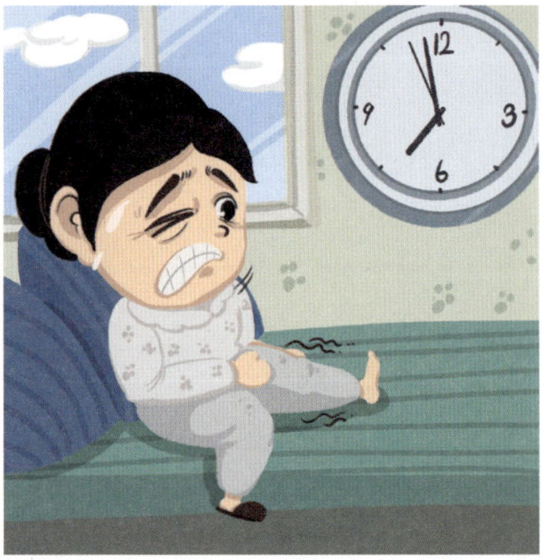

图 5-2　看时钟计算自己的晨僵时间

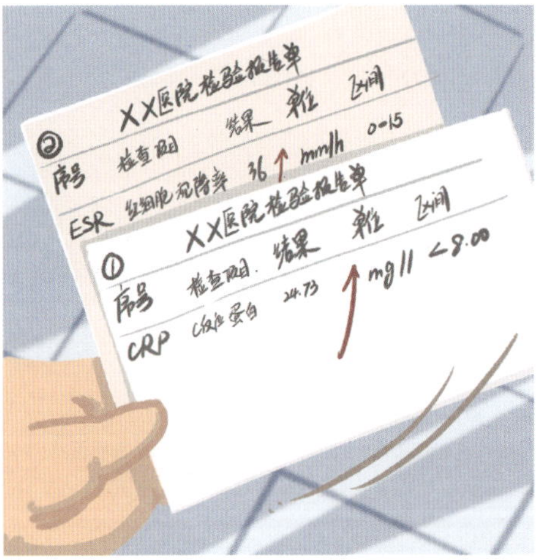

图 5-3　看化验单上自己的血沉、CRP 数值

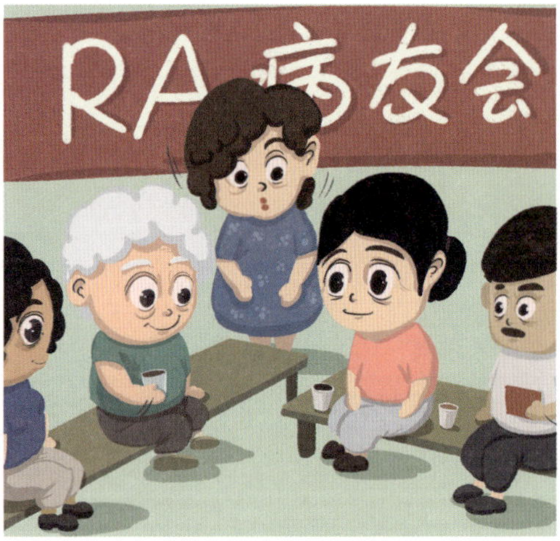

图 5-4　参加病友会

第六章　类风湿关节炎该怎么用药物治疗

RA 的治疗包括一般治疗、药物治疗、外科手术治疗三大方式，其中药物治疗最为主要。药物治疗需要临床风湿免疫科专业医师根据患者病情需要，制订科学有效的治疗方案。治疗效果的好坏与患者是否谨遵医嘱规范用药息息相关。RA 的常用治疗药物包括：

1. 非甾体抗炎药（NSAIDs）

具有抗炎、止痛、退热及减轻关节肿胀的作用，能“治标”但不能“治本”，一般按需要服用。NSAIDs 包括多种药物，国内常见的有布洛芬、双氯芬酸、塞来昔布、美洛昔康等药物。主要不良反应包括：胃肠道症状、肝肾功能损害以及可能增加心血管不良事件。医生会根据患者的不同年龄、体质、病情特点，选用不同种类的 NSAIDs，必要时还会额外用药以减轻或避免 NSAIDs 的副作用。

2. 慢作用抗风湿药（csDMARDs）

慢作用抗风湿药的起效时间较慢，一般需要 1 ~ 2 个月或以上方可见效，所以被称作慢作用药物。此类药物主要包括柳氮磺吡啶、甲氨蝶呤、来氟米特、羟氯喹等西药制剂和部分中药制剂（雷公藤制剂、青藤碱制剂等）。总体不良反应较小，但不同药物适合不同患者，没有“万能”的慢作用药。恰当地搭配使用上述药物，常有良效，但需坚持服用，方可“治本”。

3. 生物制剂

十余年来生物制剂的研究及成功应用，是风湿免疫病治疗史上的里程碑。生物制剂可以阻断体内炎性因子的作用，具有快速抗炎、控制类风湿关节炎疾病活动度、改善生活工作质量、阻止骨质破坏的作用。常用的生物制剂包括肿瘤坏死因子拮抗剂、白介素 1 拮抗剂、白介素 6 拮抗剂、B 淋巴细胞抑制剂等。肿瘤坏死因子拮抗剂是应用最早、国内最常见的生物制剂，包括英夫利昔单抗、依那西普、阿达木单抗、戈林木单抗等。与传统慢作用抗风湿药物相比，生物制剂治疗起效更快、作用更强；肿瘤坏死因子拮抗剂与甲氨蝶呤等慢作用药物联合应用的效果优于单用其中任何一种药物。欧洲抗风湿联盟在2016年提出建议，类风湿关节炎患者应用传统慢作用抗风湿药物治疗未达标且发展为残疾的可能性较大时，应加用生物制剂治疗。如果使用一种生物制剂治疗无效可考虑换用另一种生物制剂进行治疗。总体而言，合理使用生物制剂治疗类风湿关节炎，效果好且毒副作用相对较小，但价格较高，目前国内多个地区已经开始将生物制剂纳入医保报销范围，这是广大患者的福音。

4. 糖皮质激素

可迅速改善关节肿痛和全身症状，但不能从根本上控制病情。重症患者伴有发热或心、肺、神经等关节外表现的可给予激素治疗，剂量依据病情严重程度而定。针对关节病变，不能耐受 NSAIDs 的患者可短期使用小剂量激素；也可作为慢作用药起效前的“桥梁”。部分患者可给予关节腔穿刺抽液及注射激素治疗。糖皮质激素的剂量、疗程与不良反应呈正比，长期、大量使用可能出现肥胖、痤疮、骨质疏松、血脂升高、高血压、皮肤萎缩等，患者应避免自行服用各种含有大量糖皮质激素的“偏方”“特效药”“纯中药胶囊”等。如果确实需要使用较大剂量激素，医生也会使用辅助药物以减轻、避免糖皮质激素的副作用。

5. 靶向合成小分子抗风湿药（tsDMARDs）

近年来，靶向合成小分子药物的研究及应用已成为类风湿关节炎治疗的主要进展之一，一些调控信号通路的关键信号分子抑制剂也已研制成功，如主要抑制 JAK3 的托法替尼。托法替尼目前已被广泛应用于治疗类风湿关节炎，取得了较好的临床效果。因此，欧洲风湿病学会在2016年建议将托法替尼列为与肿瘤坏死因子拮抗剂、白介素6拮抗剂等生物制剂地位相当的治疗药物。因为作用机制不同，部分应用肿瘤坏死因子拮抗剂、白介素6拮抗剂治疗效果不佳的类风湿关节炎患者，使用托法替尼治疗可能会取得较好效果。

此外，类风湿关节炎的治疗强调整体治疗、综合治疗。除了上述治疗，还要根据情况防治骨质疏松、调节免疫功能、改善总体体质等。

总之，类风湿关节炎临床治疗方法多种多样，最主要的是早期治疗、充分治疗、坚持治疗。大多数早期患者经过恰当治疗，可以过上与健康人无异的生活。部分已经发生关节破坏、残疾的患者，也可以通过积极治疗“亡羊补牢”，避免病情进一步恶化，并提升、恢复生活质量和工作能力，避免“折寿”。

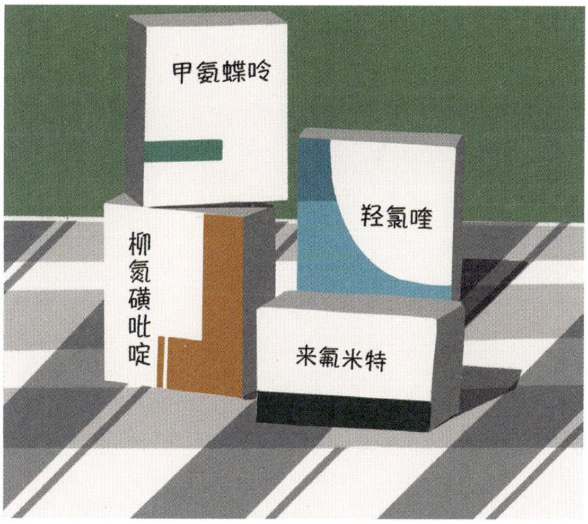
甲氨蝶呤
羟氯喹
柳氮磺吡啶
来氟米特

图 6–1　传统控制病情慢作用药

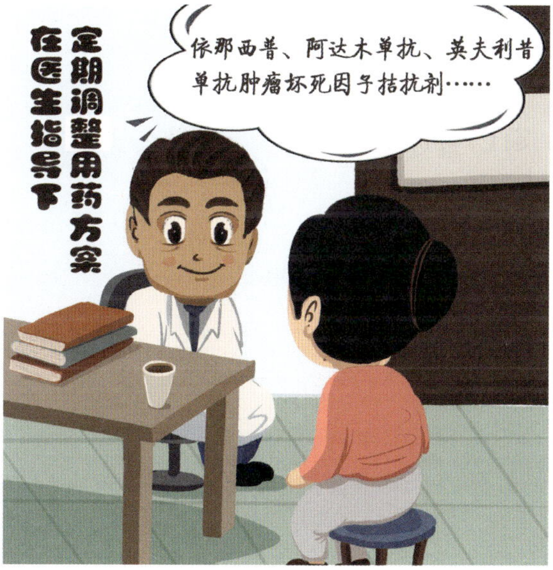
依那西普、阿达木单抗、英夫利昔单抗肿瘤坏死因子拮抗剂……
定期调整用药方案
在医生指导下

图 6–2　生物制剂

第七章　除了药物，还有哪些基础的治疗和康复方法

除了药物治疗以外，类风湿关节炎患者还需要调整自己的生活方式和饮食。

1. 休息、锻炼和日常活动

患者应寻找休息和锻炼之间的最佳平衡点，这也是疾病基础治疗的一部分，一旦确诊就应落实。找到这个平衡点，就可以在不加重炎症的情况下，确保获得足够的力量来维持关节功能。

在关节炎的急性期或症状严重时，患者可能需要休息、夹板固定甚至关节制动，直到抗炎药物起效。在使用夹板固定时，即使是最痛的关节也必须每日进行全范围活动来防止肌肉挛缩，尤其是儿童患者。对于中度的关节炎症，让肌肉在固定的位置进行等长（肌肉休息时的长度）锻炼，可以在不加重关节炎症和疼痛的同时，给肌肉提供足够的张力。最大限度地收缩肌肉，保持 6 秒，放松，重复 5 ~ 10 次，每天做几次这样的锻炼，可以预防炎症关节周围肌肉的进一步萎缩。

目前已经证明，关节炎病情不活动或已获得良好控制的患者，可通过可变阻力运动或高强度的训练，提高肌肉力量，改善疼痛及疲劳的症状。和年轻患者一样，老年患者也可以从逐渐增加的抗阻力锻炼中获益。进行持之以恒的锻炼可以增加患者日常生活的能力、改善病情的总体评分、改善情绪、减轻疼痛。类风湿关节炎患者应咨询风湿免疫科康复专业人员，选择合适的锻炼形式，锻炼形式应以不影响患者日常活动和娱乐活动，且同时保护关节功能和形态为准。核心内容是避免非承重关节承受过大的力量以及不必要的冲击。

其他生活方式的改变包括：①居室干燥、温暖，多晒太阳，避免受寒、受潮；②避免劳累，熬夜；③防止上呼吸道感染、扁桃体炎；④禁烟酒，忌刺激和寒凉食物；⑤树立与疾病长期斗争的信心。

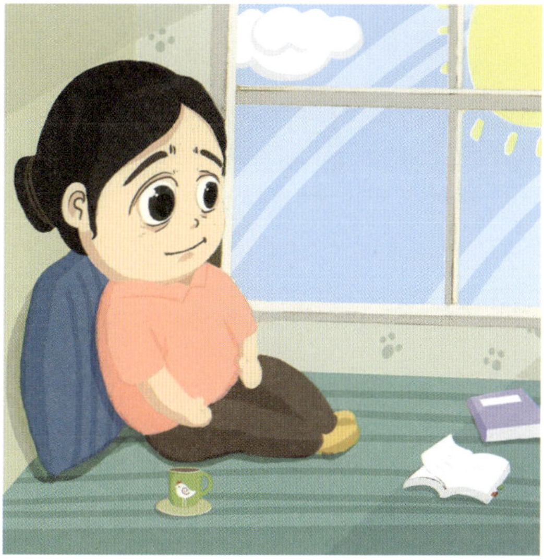

图 7–1　晒太阳

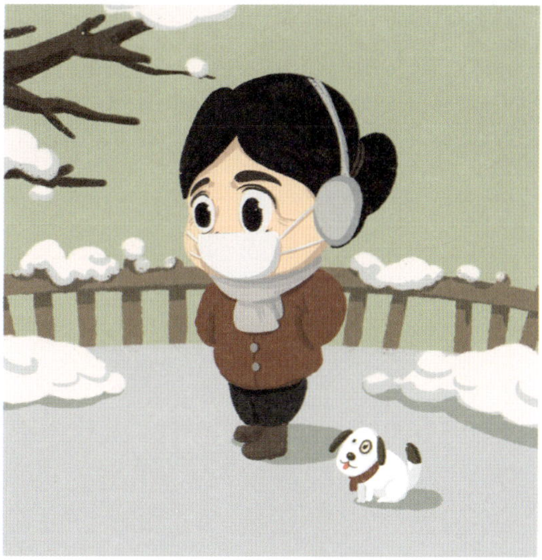

图 7–2　防寒保暖

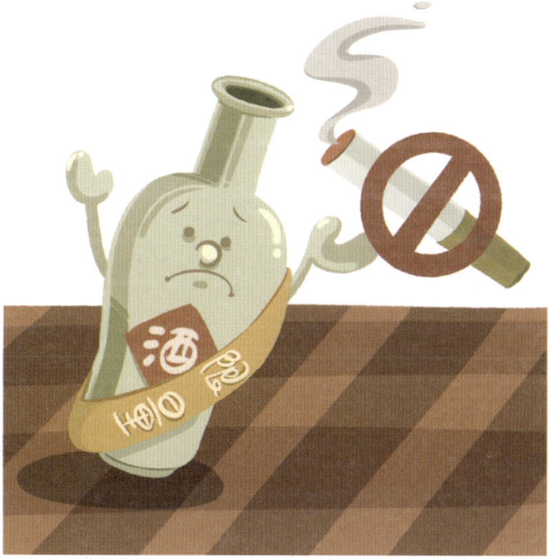

图 7–3　戒烟限酒

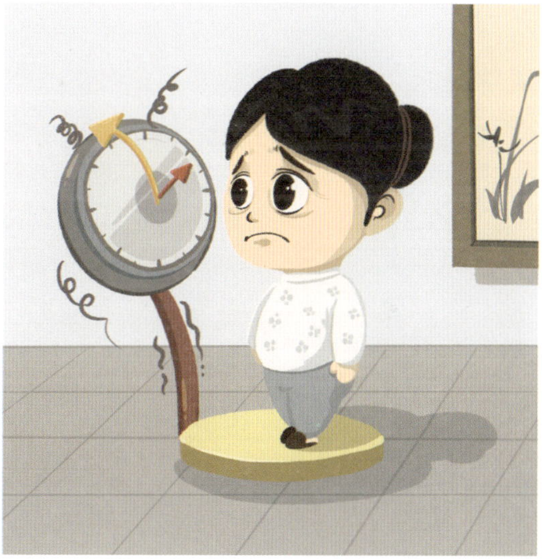

图 7–4　控制体重

2. 饮食和补充治疗

类风湿关节炎患者需要参与疾病的自我管理。

患者应该知道服用草药有中毒的风险，葡萄胺、硫酸软骨素、小麦胚芽或不含西红柿的饮食不会对 RA 有益。对食疗有兴趣的患者，可以在饮食中添加脂肪酸。有研究表明饮食中补充脂肪酸能改善关节评分，补充鱼油也比补充橄榄油更加有益，给予脂肪酸可以减轻血液中的炎症因子从而减轻炎症反应。有资料显示，长期食用鱼油可以减少早期类风湿关节炎患者的心血管风险。但是在食物中添加上述油类可能使口腔留有鱼腥味，并排泄油腻且具有恶臭的大便，有些患者可能无法忍受。但是，补充鱼油没有明显害处。

除了有助于减肥的饮食，其他饮食无太大益处。超重是类风湿关节炎的一个危险因素，控制体重是优秀治疗方案的一个重要组成部分。尽管“饥饿疗法”可以抑制免疫反应，但并不值得这么做。

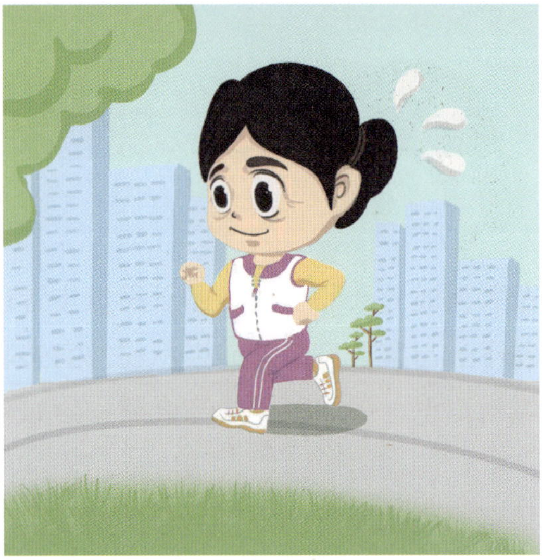

图 7–5　功能锻炼

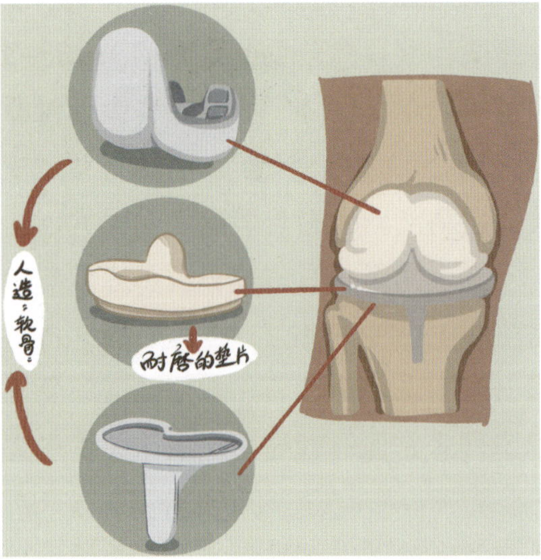

图 7–6　关节置换手术

3. 疼痛控制

疼痛是限制理疗和康复治疗疗效的关键因素。对关节炎患者的疼痛估计不足会导致疗效不够。疼痛除了限制机体功能外，也是引发抑郁情绪的主要原因。在早期类风湿或未分化性多关节炎中，为了使治疗最佳化，必须控制疼痛。以休息、锻炼、病情改善治疗为主的治疗策略是关节炎中有效控制疼痛的方法。当关节病变进展导致活动严重受限时，可进行外科手术治疗。

4. 医患合作

医生最大的目标就是尽可能治好疾病，根据具体病情以及其他情况，医患双方就治疗情况（治疗目标、治疗方法等）达成一致。患者应定期就诊，与医护人员保持密切联系；遵从医嘱，不自行停药或减量，特殊情况需要咨询医生。

第八章　类风湿关节炎对患者的心情有什么影响

类风湿关节炎是一种慢性、进行性自身免疫性疾病，主要以关节的慢性侵蚀性损害为特征，严重时甚至累及肺脏、心脏等内脏器官，如若疾病不能得到有效的治疗，病情发展可致残、致畸、致死，严重影响患者的身心健康和社会功能。病痛的折磨、对疾病认知的缺乏、长期服药的焦虑、社会和家庭的不理解、疾病治疗的经济负担，等等，都会让患者产生消极的情绪，进而自我否定，逐渐产生焦虑、抑郁、自卑、睡眠障碍、社交恐惧等不良心理状态。类风湿关节炎对患者有哪些心理影响？患者如何正确应对？本章带大家了解一下。

1. 焦虑和抑郁

由于疼痛反复发作、病情迁延不愈，焦虑和抑郁是类风湿关节炎患者两个最重要的心理健康问题。调查发现，超过半数的老年类风湿关节炎患者存在不同程度的焦虑、抑郁，导致以上不良心理状态产生的因素主要为疾病疼痛、生活不能自理和药物副作用。而反过来，焦虑、抑郁会放大和模拟 RA 的症状，两者互为影响、互相促进。类风湿关节炎患者焦虑、抑郁的常见表现有：①确诊 RA 后惊慌失措，暴躁不安，不能适应工作、家庭角色的改变；②睡眠障碍：焦虑状态、夜间关节疼痛、药物副作用等都会使患者难以入睡或反复惊醒；③长期处于愤怒状态，怨天尤人，迁怒于无关的人和事，情绪十分不稳定；④对治疗的依从性差，自暴自弃，认为疾病不可治愈。

2. 情绪低落

当治疗效果不满意、疾病影响患者的前途及工作或周围的人对患者不够重视时，类风湿关节炎患者容易产生失望、自卑、悲观、绝望等低落情绪。常见表现如下：①冷漠，对一切事物失去兴趣，不配合治疗，对疾病听之任之；②猜忌、多疑，认为疾病会影响别人对自己的看法，远离他人，有社交障碍；③有逃避行为，借由一些不良行为如酗酒、抽烟等逃避疾病带来的痛苦；④对日常生活失去信心、精力减退、食欲下降、性欲减退，终日少言少语等。

3. 依赖、退化

部分类风湿关节炎患者由于缺乏对抗疾病的信心，治疗上过多地依赖医生和药物，生活上又过多地依赖家人。时刻要求周围人的重视和关心，沉迷于病人角色，安逸于他人照顾的生活，最终导致社会角色、家庭地位的退化。当某些要求得不到满足或稍有怠慢时，就感到委屈、孤单、自怨自艾。

4. 对康复缺乏信心

类风湿关节炎的治疗目的在于解除患者的痛苦、延缓疾病进展，尽可能地恢复患者独立生活的能力。对于疾病高活动状态或晚期的类风湿关节炎患者来说，即使是吃饭、穿衣、起床、上厕所等生活中最简单的事情，也不能独立完成。这会使患者自尊心受到打击，产生悲观绝望心理，对康复失去信心，拒绝配合治疗。

以上心理行为的产生，主要原因是患者及家属对类风湿关节炎一知半解。首先，要认识到类风湿关节炎是一种慢性疾病，其本身有自发缓解和加剧的特点。虽然目前尚无彻底治愈类风湿关节炎的办法，但是经过有效的药物和物理康复治疗，可以把疾病长期控制在稳定或低疾病活动状态。其次，患者家属的理解、关心和支持十分重要，适度表达对患者病情的关心，避免其产生心理压力，予以其生活及经济上的支持。再次，患者本人要保证规律的作息及良好的饮食、运动习惯，培养一定的兴趣爱好，这些都可以转移情绪，保持身心愉悦，有利于疾病的好转和心理的调节。最后，如果患者的心理健康问题已经超出自我调控范围，严重影响生活，妨碍疾病的治疗，这时候就要寻求专业的心理干预或药物治疗了。

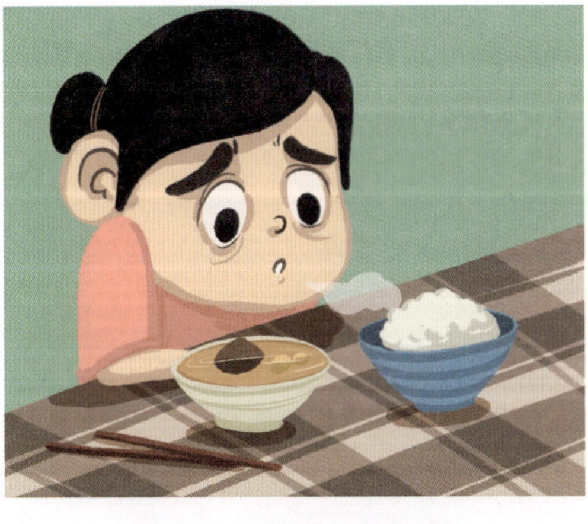

图 8–1　整天茶饭不思

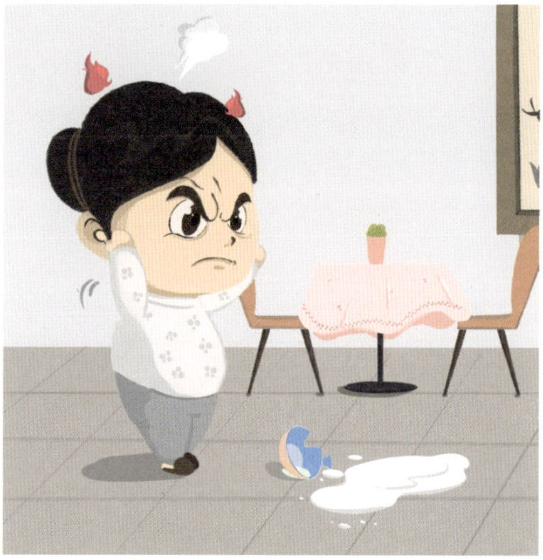

图 8-2　易怒

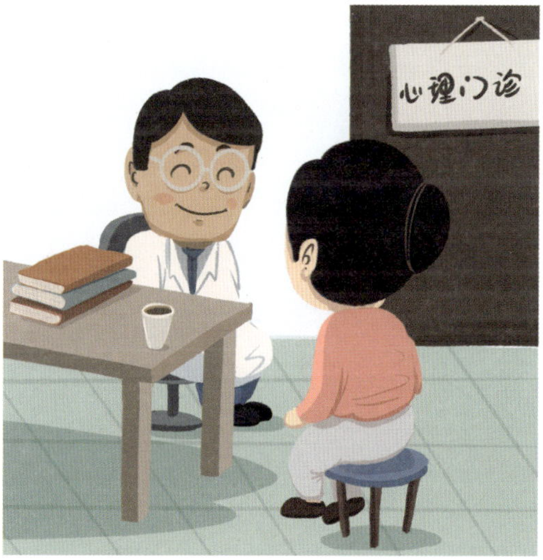

图 8-3　就诊于心理门诊

第九章　类风湿关节炎对患者的生活和工作有什么影响

类风湿关节炎为慢性、进行性、对称性多关节炎，目前尚无彻底治愈的方法，如果未及时进行有效的治疗，随着病情不断发展，关节慢性疼痛、活动障碍和关节畸形，不仅影响患者的生理健康，还对患者的心理健康、社会功能产生影响，从而影响患者的生活质量。因普遍缺乏类风湿关节炎相关知识，对疾病表现不够重视，对疾病治疗存在认识误区，患者常常不能得到及时的诊断和治疗，或治疗缺乏规范性，部分患者来院就诊时已处于疾病高活动状态或疾病晚期，此时患者的生活质量已受到严重影响。那么，类风湿关节炎对患者的生活质量有哪些影响？患者及家属如何应对？本章将围绕这两个问题进行。

类风湿关节炎对患者生活质量的影响主要表现在日常生活行为、工作能力、心理健康等层面的影响。

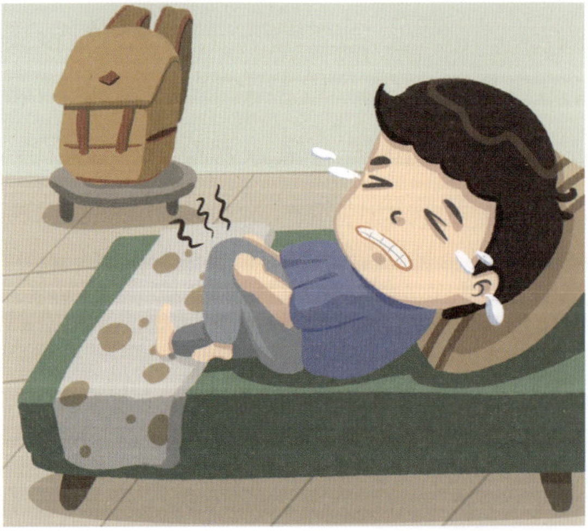

图 9-1　小儿关节痛→不能上学

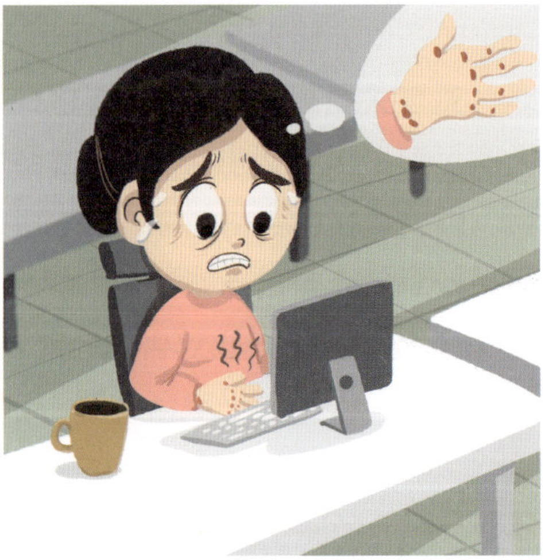

图 9-2　成人关节痛→不能工作

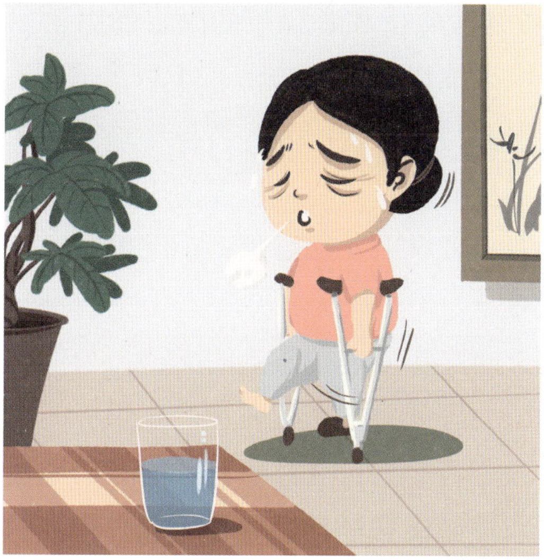

图 9–3　残疾→需要拐杖，生活不能自理

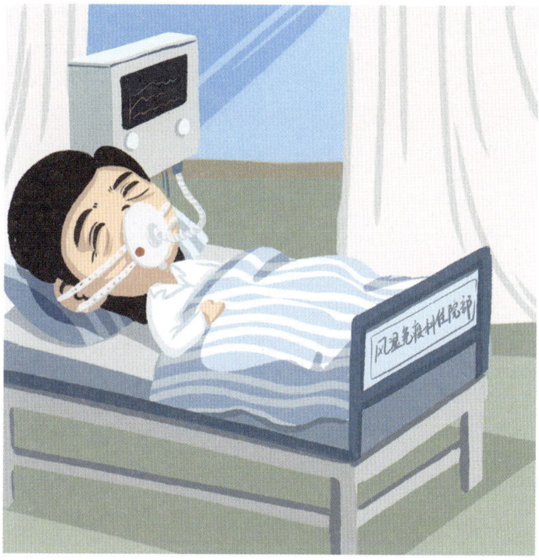

图 9–4　内脏受累→常入院治疗

1. 生活方面

由于关节肿痛、活动障碍、关节畸形等疾病表现，类风湿关节炎患者甚至不能进行穿衣、洗澡、上厕所等简单的日常活动，出现自理能力下降、步行障碍、夫妻生活质量下降、对他人依赖增加等情况。类风湿关节炎患者还存在普遍、持久的疲劳，渗透到生活的各个领域，使患者多方面功能活动受限。患者身体出现畸形、残疾等改变还会导致患者社会交往及其他社会功能受影响。

2. 工作方面

由于疾病知识匮乏，忽视疾病早期症状，诊断治疗不及时，治疗不规范或依从性差等，类风湿关节炎患者病情进展迅速，导致劳动力大幅度下降或丧失。而劳动力下降、频繁就医，又会导致就业机会受限，甚至影响家庭其他成员的工作。对于经济状况不佳的家庭，疾病带来的沉重经济负担，会造成其他方面消费降低，家庭生活质量下降，甚至举债就医等。

3. 心理方面

长期遭受慢性疼痛的折磨，疾病本身致残率高、易复发、无法治愈，长期服药及药物副作用等会导致患者产生焦虑、抑郁、自卑、愤怒、悲观等心理问题。严重的心理失衡，会使患者出现睡眠障碍、食欲下降、不配合治疗，甚至自残、自杀等行为。而患者的以上行为，又会给家人带来心理压力，影响家庭关系和睦。部分家庭还会出现“后代疑病心理”，影响生活。

研究发现，“积极”型性格是RA患者生活质量和幸福感的决定性因素。RA患者要以积极的态度去应对疾病，积极采取以下应对方法：①行为应对：如遵医嘱使用止痛药，物理康复治疗，调整活动强度，用爱好转移注意力，调整饮食习惯，采用个人经验应对等；②认知应对：自我调节，接受疾病带来的变化，寻求家庭和社会的支持，病友互助等；③学会疾病管理：拒绝虚假广告误导，坚持正规治疗，理性对待药物副作用等。

类风湿关节炎患者如果能够得到家人、朋友实质、情感上的支持，与他们保持良好的沟通和互动，会对自己的生理、心理健康和生活质量产生积极的影响。RA患者应着眼于促进自我效能感（及幸福感）、改善疲劳、预防和减缓功能残疾、增加社会支持、促进工作参与和控制疾病活动性等方面改善自身的生活质量。最后，我们希望患者能够端正对疾病及治疗的态度，及时就医并规范治疗，提高自我疾病应对和管理能力，最大限度降低类风湿关节炎对生活质量的影响。

第十章　为什么说类风湿关节炎要及早治疗

对于出现包括手、足在内的 3 个或更多区域并持续至少 6 周以上的对称性多关节炎，以及疑诊 RA 的患者，要采取比较积极的治疗。这类患者往往感到恐惧，担心自己可能患有一种慢性的致残性疾病，从而引发焦虑、抑郁。这种焦虑必须通过教育、宽慰、咨询医生和自信的态度来消除，最重要的是要积极接受治疗，以获得疾病的缓解或明确改善。早期干预最有可能防止残疾，甚至可抓住窗口期的机会——也就是"机会之窗"，对这种将伴随终生的疾病进程产生深远影响。

之所以要尽早治疗类风湿关节炎，是因为以下几方面：

（1）类风湿关节炎的关节功能、机体状态在疾病早期即有下降。第一年可有轻度功能丧失，6 年内可出现中、重度功能丧失。工作能力的丧失也接踵而至，尤其是在疾病早期，据估计，类风湿关节炎患者在发病约 6 年的时候有 25% 的患者丧失工作能力。

（2）类风湿关节炎患者的死亡率增高。发病 5 ~ 20 年之内患者的死亡率增高，其中发病 20 年的患者死亡率高达 35%。类风湿关节炎患者的发病率和死亡率可通过临床状态预测，并与之直接相关。病情越重，活动性越高，则预后越差，预期寿命越短。

（3）类风湿关节炎早期就可以出现 X 线所显示的骨质破坏。骨质破坏和关节间隙狭窄多在 2 年内出现，并在随后的几十年中呈进行性发展。骨破坏在疾病早期进展快，如果不治疗随后则会继续加重，如果增生的滑膜已经开始侵蚀并破坏关节软骨，即使疾病缓和，关节也会面临不可逆性破坏的风险。

（4）经济方面，尽早治疗总体花费较少。长期的医疗花费和结局与早期出现残疾有显著相关性。良好的开端是成功治疗的一半。早期用药，效果好且费用可控，而且可以大大减少后期发生残疾的机会，减轻疾病中后期的治疗花费。早期治疗也可以更好地保护患者的工作能力，增加工作机会和收入，而且减轻了其他家庭成员的照顾负担，有利于家庭增收减负。所以说，早期积极治疗，从总体长远来讲，比延误治疗要划算得多。

（5）此外，大部分患者从起病到开始发现、正规治疗该病，往往已过了相当长的时间，此时及时治疗显得格外迫切。

类风湿关节炎多为慢性病程，需要在有经验的医生的指导下治疗，坚持长期随访。越来越多的证据显示，在类风湿关节炎病程早期有预见性地合理治疗可以显著缓和类风湿关节炎的疾病进展。

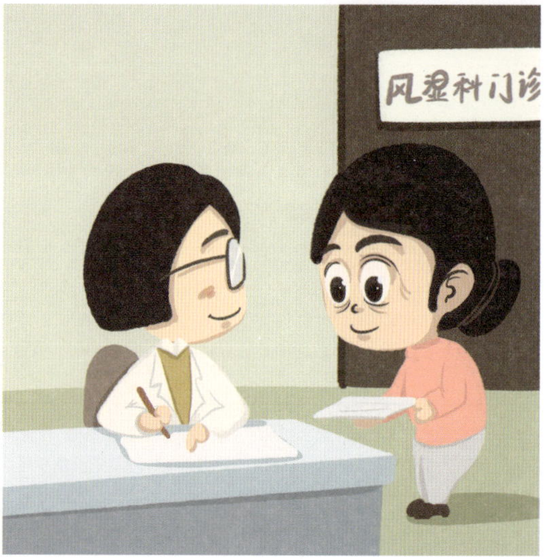

图 10-1　与风湿科医师亲切交谈

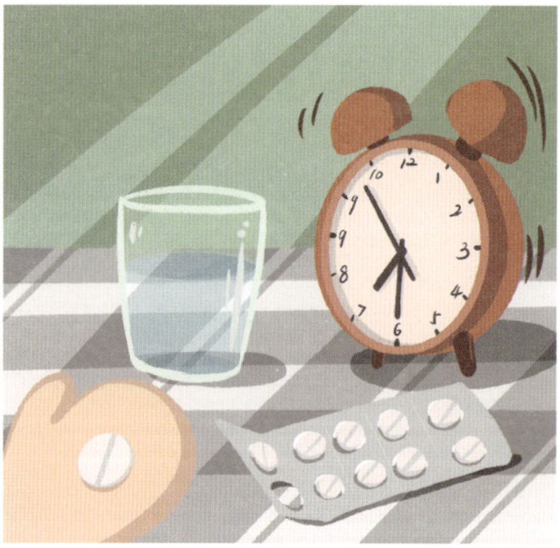

图 10-2　按时服用药物

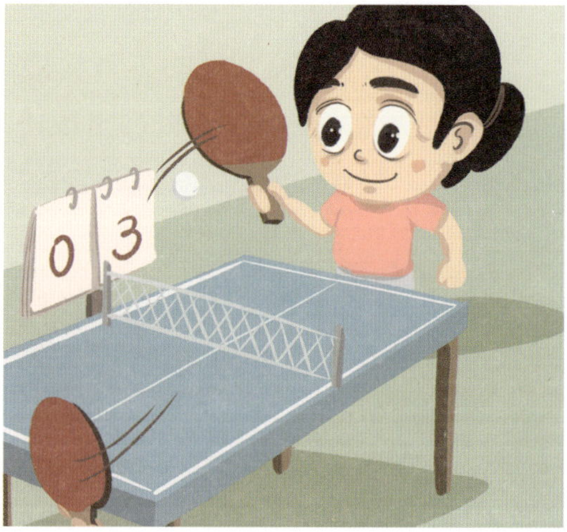

图 10-3　和健康人一样社交、运动等

那么如何合理治疗早期类风湿关节炎呢？

遵从专业风湿免疫科医生的意见，按时服药，定期复诊。切莫听信游医、偏方或秘方能根治类风湿关节炎的谎言，避免滥用各种“三无药物”“特效药”“秘方”等，以免耽误治疗。

类风湿关节炎的良好治疗离不开医护人员、患者及其家属的共同努力。控制炎症、抑制骨破坏、保护患者功能、提高生活质量，最终达标治疗，需要各方共同的支持与参与。